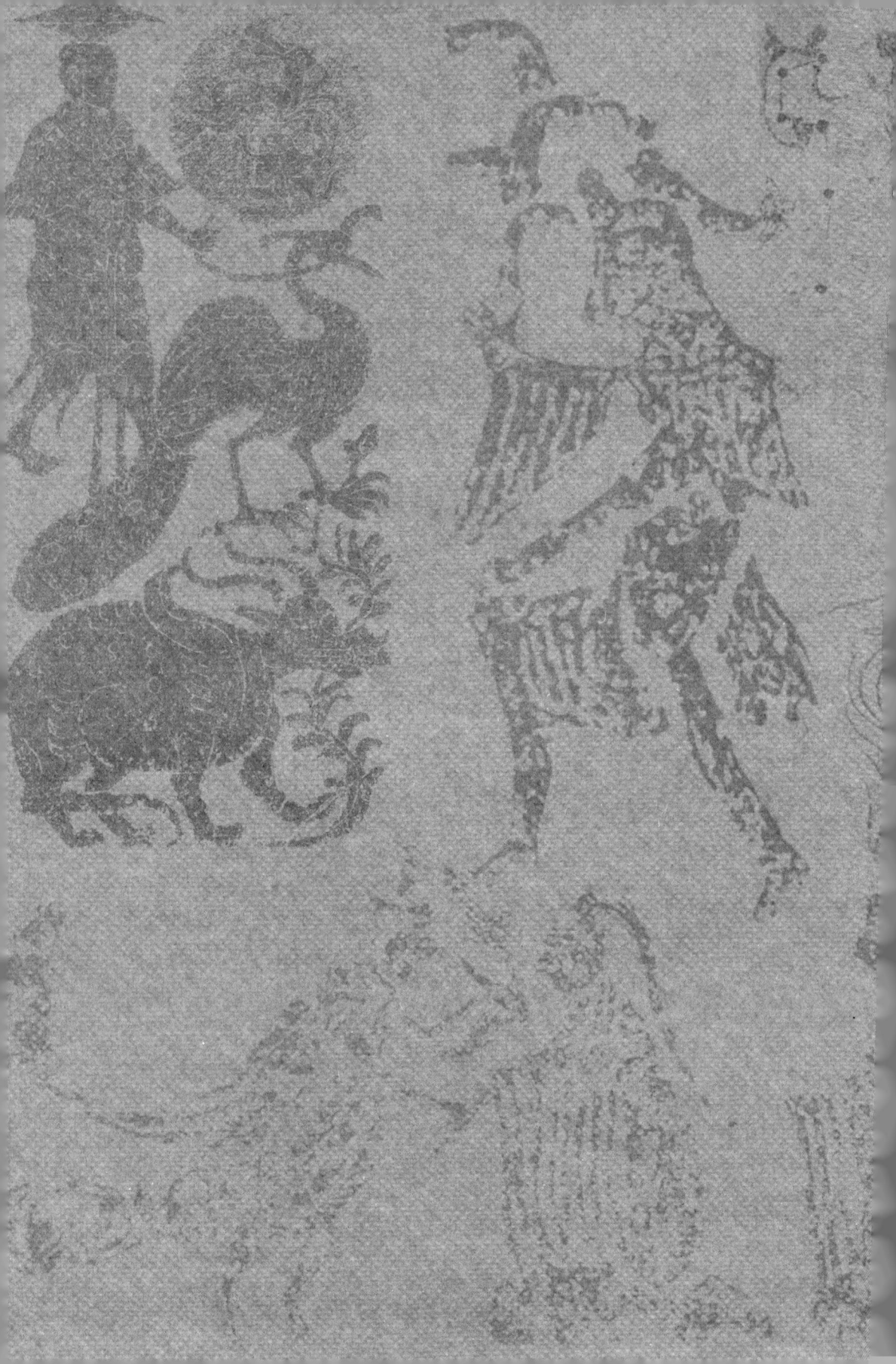

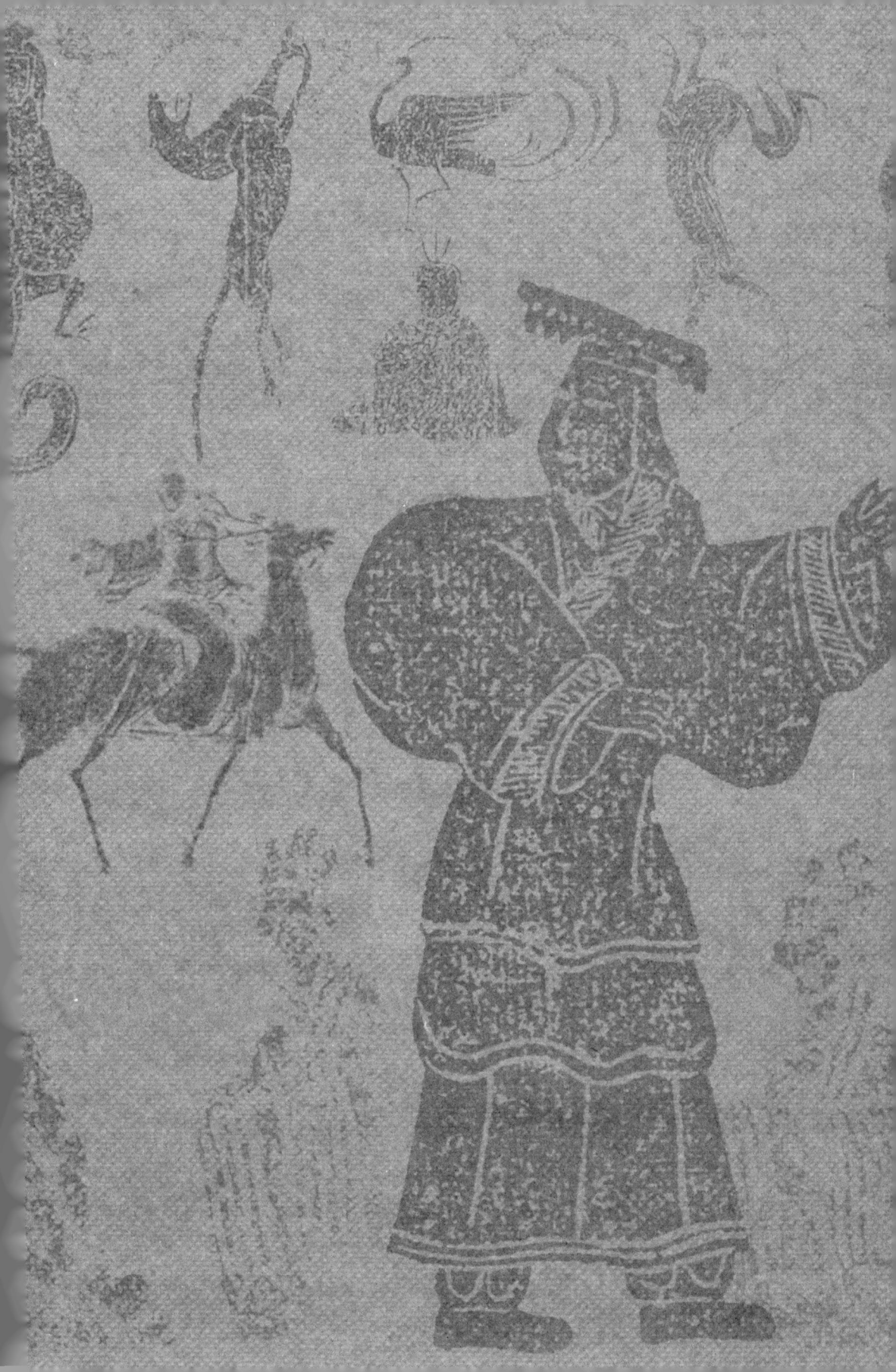

中国古医籍整理丛书

芷园臆草题药

明·卢复 著

何 永 校注

中国中医药出版社

·北京·

图书在版编目（CIP）数据

芷园臆草题药／（明）卢复著；何永校注 . —北京：
中国中医药出版社，2015.12

　　（中国古医籍整理丛书）

　　ISBN 978 - 7 - 5132 - 3067 - 4

　　Ⅰ . ①芷… 　Ⅱ . ①卢… ②何… 　Ⅲ . ①中药性味—
中国—明代 　Ⅳ . ①R285.1

中国版本图书馆 CIP 数据核字（2015）第 317279 号

中 国 中 医 药 出 版 社 出 版
北京市朝阳区北三环东路 28 号易亨大厦 16 层
邮政编码　100013
传真　010 64405750
保定市中画美凯印刷有限公司印刷
各地新华书店经销

*

开本 710×1000　1/16　印张 4.25　字数 14 千字
2015 年 12 月第 1 版　2015 年 12 月第 1 次印刷
书　号　ISBN 978 - 7 - 5132 - 3067 - 4

*

定价　15.00 元
网址　www.cptcm.com

项目专家组

顾　问　马继兴　张灿玾　李经纬

组　长　余瀛鳌

成　员　李致忠　钱超尘　段逸山　严世芸　鲁兆麟
　　　　郑金生　林端宜　欧阳兵　高文柱　柳长华
　　　　王振国　王旭东　崔　蒙　严季澜　黄龙祥
　　　　陈勇毅　张志清

项目办公室（组织工作委员会办公室）

主　任　王振国　王思成

副主任　王振宇　刘群峰　陈榕虎　杨振宁　朱毓梅
　　　　刘更生　华中健

成　员　陈丽娜　邱　岳　王　庆　王　鹏　王春燕
　　　　郭瑞华　宋咏梅　周　扬　范　磊　张永泰
　　　　罗海鹰　王　爽　王　捷　贺晓路　熊智波

秘　书　张丰聪

前 言

中医药古籍是传承中华优秀文化的重要载体，也是中医学传承数千年的知识宝库，凝聚着中华民族特有的精神价值、思维方法、生命理论和医疗经验，不仅对于传承中医学术具有重要的历史价值，更是现代中医药科技创新和学术进步的源头和根基。保护和利用好中医药古籍，是弘扬中国优秀传统文化、传承中医学术的必由之路，事关中医药事业发展全局。

1949年以来，在政府的大力支持和推动下，开展了系统的中医药古籍整理研究。1958年，国务院科学规划委员会古籍整理出版规划小组在北京成立，负责指导全国的古籍整理出版工作。1982年，国务院古籍整理出版规划小组召开全国古籍整理出版规划会议，制定了《古籍整理出版规划（1982—1990）》，卫生部先后下达了两批200余种中医古籍整理任务，掀起了中医古籍整理研究的新高潮，对中医文化与学术的弘扬、传承和发展，发挥了极其重要的作用，产生了不可估量的深远影响。

2007年《国务院办公厅关于进一步加强古籍保护工作的意见》明确提出进一步加强古籍整理、出版和研究利用，以及

"保护为主、抢救第一、合理利用、加强管理"的方针。2009年《国务院关于扶持和促进中医药事业发展的若干意见》指出，要"开展中医药古籍普查登记，建立综合信息数据库和珍贵古籍名录，加强整理、出版、研究和利用"。《中医药创新发展规划纲要（2006—2020）》强调继承与创新并重，推动中医药传承与创新发展。

2003～2010年，国家财政多次立项支持中国中医科学院开展针对性中医药古籍抢救保护工作，在中国中医科学院图书馆设立全国唯一的行业古籍保护中心，影印抢救濒危珍本、孤本中医古籍1640余种；整理发布《中国中医古籍总目》；遴选351种孤本收入《中医古籍孤本大全》影印出版；开展了海外中医古籍目录调研和孤本回归工作，收集了11个国家和2个地区137个图书馆的240余种书目，基本摸清流失海外的中医古籍现状，确定国内失传的中医药古籍共有220种，复制出版海外所藏中医药古籍133种。2010年，国家财政部、国家中医药管理局设立"中医药古籍保护与利用能力建设项目"，资助整理400余种中医药古籍，并着眼于加强中医药古籍保护和研究机构建设，培养中医古籍整理研究的后备人才，全面提高中医药古籍保护与利用能力。

在此，国家中医药管理局成立了中医药古籍保护和利用专家组和项目办公室，专家组负责项目指导、咨询、质量把关，项目办公室负责实施过程的统筹协调。专家组成员对古籍整理研究具有丰富的经验，有的专家从事古籍整理研究长达70余年，深知中医药古籍整理研究的重要性、艰巨性与复杂性，履行职责认真务实。专家组从书目确定、版本选择、点校、注释等各方面，为项目实施提供了强有力的专业指导。老一辈专家的学术水平和智慧，是项目成功的重要保证。项目承担单位山东中医药大学、南京中医药大学、上海中医药大学、福建中医药大学、浙江省中医药研究院、陕西省中医药研究院、河南省中医药研究院、辽宁中医药大学、成都中医药大学及所在省市中医药管理部门精心组织，充分发挥区域间互补协作的优势，并得到承担项目出版工作的中国中医药出版社大力配合，全面推进中医药古籍保护与利用网络体系的构建和人才队伍建设，使一批有志于中医学术传承与古籍整理工作的人才凝聚在一起，研究队伍日益壮大，研究水平不断提高。

本着"抢救、保护、发掘、利用"的理念，该项目重点选择近60年未曾出版的重要古医籍，综合考虑所选古籍的保护价值、学术价值和实用价值。400余种中医药古籍涵盖了医经、基础理论、诊法、伤寒金匮、温病、本草、方书、内科、外科、女科、儿科、伤科、眼科、咽喉口齿、针灸推拿、养生、医案医话医论、医史、临证综合等门类，跨越唐、宋、金元、明以迄清末。全部古籍均按照项目办公室组织完成的行业标准《中医古籍整理规范》及《中医药古籍整理细则》进行整理校注，绝大多数中医药古籍是第一次校注出版，一批孤本、稿本、抄本更是首次整理面世。对一些重要学术问题的研究成果，则集中收录于各书的"校注说明"或"校注后记"中。

"既出书又出人"是本项目追求的目标。近年来，中医药古籍整理工作形势严峻，老一辈逐渐退出，新一代普遍存在整理研究古籍的经验不足、专业思想不坚定等问题，使中医古籍整理面临人才流失严重、青黄不接的局面。通过本项目实施，搭建平台，完善机制，培养队伍，提升能力，经过近5年的建设，锻炼了一批优秀人才，老中青三代齐聚一堂，有效地稳定了研究队伍，为中医药古籍整理工作的开展和中医文化与学术的传承提供必备的知识和人才储备。

本项目的实施与《中国古医籍整理丛书》的出版，对于加强中医药古籍文献研究队伍建设、建立古籍研究平台，提高古籍整理水平均具有积极的推动作用，对弘扬我国优秀传统文化，推进中医药继承创新，进一步发挥中医药服务民众的养生保健与防病治病作用将产生深远影响。

第九届、第十届全国人大常委会副委员长许嘉璐先生，国家卫生计生委副主任、国家中医药管理局局长、中华中医药学会会长王国强先生，我国著名医史文献专家、中国中医科学院马继兴先生在百忙之中为丛书作序，我们深表敬意和感谢。

由于参与校注整理工作的人员较多，水平不一，诸多方面尚未臻完善，希望专家、读者不吝赐教。

国家中医药管理局中医药古籍保护与利用能力建设项目办公室
二〇一四年十二月

许 序

"中医"之名立，迄今不逾百年，所以冠以"中"字者，以别于"洋"与"西"也。慎思之，明辨之，斯名之出，无奈耳，或亦时人不甘泯没而特标其犹在之举也。

前此，祖传医术（今世方称为"学"）绵延数千载，救民无数；华夏屡遭时疫，皆仰之以度困厄。中华民族之未如印第安遭染殖民者所携疾病而族灭者，中医之功也。

医兴则国兴，国强则医强。百年运衰，岂但国土肢解，五千年文明亦不得全，非遭泯灭，即蒙冤扭曲。西方医学以其捷便速效，始则为传教之利器，继则以"科学"之冕畅行于中华。中医虽为内外所夹击，斥之为蒙昧，为伪医，然四亿同胞衣食不保，得获西医之益者甚寡，中医犹为人民之所赖。虽然，中国医学日益陵替，乃不可免，势使之然也。呜呼！覆巢之下安有完卵？

嗣后，国家新生，中医旋即得以重振，与西医并举，探寻结合之路。今也，中华诸多文化，自民俗、礼仪、工艺、戏曲、历史、文学，以至伦理、信仰，皆渐复起，中国医学之兴乃属必然。

迄今中医犹为国家医疗系统之辅，城市尤甚。何哉？盖一则西医赖声、光、电技术而于 20 世纪发展极速，中医则难见其进。二则国人惊羡西医之"立竿见影"，遂以为其事事胜于中医。然西医已自觉将入绝境：其若干医法正负效应相若，甚或负远逾于正；研究医理者，渐知人乃一整体，心、身非如中世纪所认定为二对立物，且人体亦非宇宙之中心，仅为其一小单位，与宇宙万象万物息息相关。认识至此，其已向中国医学之理念"靠拢"矣，虽彼未必知中国医学何如也。唯其不知中国医理何如，纯由其实践而有所悟，益以证中国之认识人体不为伪，亦不为玄虚。然国人知此趋向者，几人？

国医欲再现宋明清高峰，成国中主流医学，则一须继承，一须创新。继承则必深研原典，激清汰浊，复吸纳西医及我藏、蒙、维、回、苗、彝诸民族医术之精华；创新之道，在于今之科技，既用其器，亦参照其道，反思己之医理，审问之，笃行之，深化之，普及之，于普及中认知人体及环境古今之异，以建成当代国医理论。欲达于斯境，或需百年欤？予恐西医既已醒悟，若加力吸收中医精粹，促中医西医深度结合，形成 21 世纪之新医学，届时"制高点"将在何方？国人于此转折之机，能不忧虑而奋力乎？

予所谓深研之原典，非指一二习见之书、千古权威之作；就医界整体言之，所传所承自应为医籍之全部。盖后世名医所著，乃其秉诸前人所述，总结终生行医用药经验所得，自当已成今世、后世之要籍。

盛世修典，信然。盖典籍得修，方可言传言承。虽前此 50 余载已启医籍整理、出版之役，惜旋即中辍。阅 20 载再兴整理、出版之潮，世所罕见之要籍千余部陆续问世，洋洋大观。

今复有"中医药古籍保护与利用能力建设"之工程，集九省市专家，历经五载，董理出版自唐迄清医籍，都400余种，凡中医之基础医理、伤寒、温病及各科诊治、医案医话、推拿本草，俱涵盖之。

噫！璐既知此，能不胜其悦乎？汇集刻印医籍，自古有之，然孰与今世之盛且精也！自今而后，中国医家及患者，得览斯典，当于前人益敬而畏之矣。中华民族之屡经灾难而益蕃，乃至未来之永续，端赖之也，自今以往岂可不后出转精乎？典籍既蜂出矣，余则有望于来者。

谨序。

许嘉璐

二〇一四年冬

王 序

中医学是中华民族在长期生产生活实践中，在与疾病作斗争中逐步形成并不断丰富发展的医学科学，是中国古代科学的瑰宝，为中华民族的繁衍昌盛作出了巨大贡献，对世界文明进步产生了积极影响。时至今日，中医学作为我国医学的特色和重要医药卫生资源，与西医学相互补充、相互促进、协调发展，共同担负着维护和促进人民健康的任务，已成为我国医药卫生事业的重要特征和显著优势。

中医药古籍在存世的中华古籍中占有相当重要的比重，不仅是中医学术传承数千年最为重要的知识载体，也是中医为中华民族繁衍昌盛发挥重要作用的历史见证。中医药典籍不仅承载着中医的学术经验，而且蕴含着中华民族优秀的思想文化，凝聚着中华民族的聪明智慧，是祖先留给我们的宝贵物质财富和精神财富。加强对中医药古籍的保护与利用，既是中医学发展的需要，也是传承中华文化的迫切要求，更是历史赋予我们的责任。

2010 年，国家中医药管理局启动了中医药古籍保护与利用能力建设项目。这既是传承中医药的重要工程，也是弘扬优秀民族文化的重要举措，不仅能够全面推进中医药的有效继承和创新发展，为维护人民健康做出贡献，也能够彰显中华民族的璀璨文化，为实现中华民族伟大复兴的中国梦作出贡献。

相信这项工作一定能造福当今，嘉惠后世，福泽绵长。

国家卫生与计划生育委员会副主任

国家中医药管理局局长

中华中医药学会会长

王国强

二〇一四年十二月

马 序

　　新中国成立以来，党和国家高度重视中医药事业发展，重视古籍的保护、整理和研究工作。自 1958 年始，国务院先后成立了三届古籍整理出版规划小组，分别由齐燕铭、李一氓、匡亚明担任组长，主持制订了《整理和出版古籍十年规划（1962—1972）》《古籍整理出版规划（1982—1990）》《中国古籍整理出版十年规划和"八五"计划（1991—2000）》等，而第三次规划中医药古籍整理即纳入其中。1982 年 9 月，卫生部下发《1982—1990 年中医古籍整理出版规划》，1983 年 1 月，中医古籍整理出版办公室正式成立，保证了中医古籍整理出版规划的实施。2002 年 2 月，《国家古籍整理出版"十五"（2001—2005）重点规划》经新闻出版署和全国古籍整理出版规划领导小组批准，颁布实施。其后，又陆续制定了国家古籍整理出版"十一五"和"十二五"重点规划。国家财政多次立项支持中国中医科学院开展针对性中医药古籍抢救保护工作，文化部在中国中医科学院图书馆专门设立全国唯一的行业古籍保护中心，国家先后投入中医药古籍保护专项经费超过 3000 万元，影印抢救濒危珍、善、孤本中医古籍 1640 余种，开展了海外中医古籍目录调研和孤本回归工作。2010 年，国家财政部、国家中医药管理局安排国家公共卫生专项资金，设立了"中医药古籍保护与利用能力建设项目"，这是继 1982～1986 年第一批、第二批重要中医药古籍整理之后的又一次大规模古籍整理工程，重点整理新中国成立后未曾出版的重要古籍，目标是形成并普及规范的通行本、传世本。

为保证项目的顺利实施，项目组特别成立了专家组，承担咨询和技术指导，以及古籍出版之前的审定工作。专家组中的许多成员虽逾古稀之年，但老骥伏枥，孜孜不倦，不仅对项目进行宏观指导和质量把关，更重要的是通过古籍整理，以老带新，言传身教，培养一批中医药古籍整理研究的后备人才，促进了中医药古籍保护和研究机构建设，全面提升了我国中医药古籍保护与利用能力。

作为项目组顾问之一，我深感中医药古籍保护、抢救与整理工作的重要性和紧迫性，也深知传承中医药古籍整理经验任重而道远。令人欣慰的是，在项目实施过程中，我看到了老中青三代的紧密衔接，看到了大家的坚持和努力，看到了年轻一代的成长。相信中医药古籍整理工作的将来会越来越好，中医药学的发展会越来越好。

欣喜之余，以是为序。

中国中医科学院研究员

马继兴

二〇一四年十二月

校注说明

一、作者生平简介

卢复，字不远，号芷园（约 1563—1626），钱塘（今浙江省杭州市）人，明末医学家。卢复早年习儒，万历二十二年（1594）矢志学医，从中医经典著作入手，理论与实践相结合，经过反复的揣摩验证，逐渐形成独特的学术思想体系，很快成为江浙颇为著名的医家。很多学者认为，卢复是中国医学史上具有重要影响的钱塘医派的主要创始人之一。卢复 30 岁时，从僧绍觉学习佛理，并于万历四十一年（1613）主持刻印了佛学重要著作《金刚錍释文》，佛学对他的一生具有重要影响。

卢复治学严谨，对中医药学理论有深入的思考和独到的见解。1602 年，他受邀完成《本草约言》编写工作后，便开始自己的医学写作之路。首先，他花费 14 年之久最早完成了《神农本草经》的辑佚工作，其后又著作并刊刻了《芷园臆草覆馀》（1613）、《医种子》丛书（1620）、《芷园臆草日记》（1620）、《读药性题后》（后改名为《芷园臆草题药》）（1620）。《芷园臆草覆馀》《芷园臆草日记》和《读药性题后》三部著作合编为《芷园臆草》丛书，并作为附录编入稍早成书的《医种子》丛书。《医种子》丛书是卢复的主要代表性著作，由

"经种""论种""方种""按种"等部分组成，分别对《神农本草经》《难经》《脉经》《伤寒论》《金匮要略》等明代以前重要的医学理论和经验进行阐发，在国内外产生了较大的学术影响。

二、《芷园臆草题药》主要内容与特点

《芷园臆草题药》，原名《读药性题后》，约写成于万历四十七年（1619）。卢复长期以来关注本草药性理论研究，在早年辑佚《神农本草经》的基础上，不断探索药物治病的原理。经过十余年的思索，归纳出研究中药药性的比类法，通过对药物的形态、气味、色质、生长习性、命名的分析，取象比类，分析解释药物作用产生的机理，《芷园臆草题药》是对此方法的集中体现和应用。本书选择《本草纲目》卷十五、卷十六、卷三十五、卷三十六等部分的 47 种药物加以发挥而成，字数虽不多，收药亦极精简，但书中运用比类法对所举药物药性的深入分析，对后世中药药性研究具有重要影响。现代所著《中药大辞典》《中华本草》《实用中药辞典》等本草著作中，均不同程度地收录了本书的内容。随着对中药药性认识的深化，卢复研究中药药性的方法逐渐突破比类法的限制，其晚年所著《本草纲目博议》即是明证，但此书未及完成。其子卢之颐在此书稿的基础上写成《本草乘雅半偈》，于清顺治四年（1647）刊印成书，书中保留了大量卢复晚年的中药药性研究成果，可与本书参看。

三、现存版本介绍及底、校本的选择

本书现存版本不多，主要存于国内和日本。国内版本主要有：中国中医科学院清顺治月枢阁抄本、日本皮纸抄本；上海中医药大学图书馆 1938 年据明刻抄本；中国本草全书影印日本皮纸抄本。日本有：公文书馆藏明天启四年（1624）《芷园医种》原刊本、明刊多纪元简手跋《医种子》丛书本、《芷园臆草题药》江户写本、《芷园臆草题药》《证治准绳》丛书本；东北大学图书馆《芷园臆草覆余》附《题药》冈田隐安抄本。从著录情况看，所有版本都有着共同的祖本，即天启四年刻本。

本次整理以上海中医药大学图书馆 1938 年张惠臣据明原刻本抄本为底本。此本在抄录时经仔细校对，内容完整，与他本相较错误最少。全书正楷竖排，朱丝栏，半页9 行，每行 20 字，卷前有"民国二十七年张惠臣抄明原刊本" 14 字，仅有"芷园臆草题药序"，无目录。以《中国本草全书》《医种子》丛书日本皮纸抄本（简称日本本）为对校本。同时以《本草纲目》（简称《纲目》）、《神农本草经》（简称《本经》）、《本草乘雅半偈》（简称《半偈》）及所引诸书为他校本，并结合本校和理校，对该书进行了精心校勘。

四、校注方法

1. 将原书繁体竖排改为简体横排，用新式标点对原文进行重新标点。

2. 凡底本因写刻致误的明显错字，予以径改，不出注。

3. 凡底本与校本互异，显系底本误脱衍倒者，予以勘正并出校说明；若难以判定是非或两义均通者，不改原文，出校说明并尽量指出义胜之文；若显系校本讹误，或节引、义引他书而无损文义者，不予处理。

4. 凡底本中俗字、异体字，予以径改，不出注。底本中的通假字、古今字，原文不改，于首见处出注说明。某些习惯用字，如荣与营、症与证等，则视具体情况处理，而不强求一律。

5. 对原文中的冷僻费解或具有特定含义的字词、术语等，进行注释，并尽量征引诸书，列出书证；对于难字、僻字、异读字，均出注解释。

6. 对于书中部分有药论无药名的药物，则据文义及《本草乘雅半偈》等书补之，并出注说明。书中药名均改为今规范名称，不再出注。

7. 原书前无目录，本次整理根据书中内容补之，以方便检索和使用。

8. 为全面保存本书的相关资料，本次整理增加了《医种子》丛书中张天麟、何白、李流方三序作为附录，以备参考。

9. 卷前有"钱塘不远甫卢复著，男之颐订刻"字样，为体例统一，今予省略。

芷园臆草题药序

壬寅春，受仁和刘候旨，集《本草约言》。一夕解衣欲寝，偶拈泽泻读之，以其利水道也，又能止寒精之自出；以其明目也，又能使人目盲；以其催产难也，又能种人子息。遂发疑，立久，漏忽再下，触发行水二字，贯其文，似觉释然。越三载，以此法解本草，似禹航①沈生，彼若以为未尽然也，遂动疑再读，得比类法。如甘草，色味性情，有土之德，能生万物，而为万物所归也。辛亥冬，日中见茶气上升，有细细点子，手挹②揽生润，始解泽泻命名之义。迄今望壬寅，已十七年矣，尚未尽了其大义，则可见余之迟钝懒惰，宁不自生愧怍哉。有人以新刻本草见遗，读之不无憾然，遂温习《纲目》，后题数言以自记。义出偶中，若泛若歌，余小子敢云著述乎。后之哲人，莫踵余之流弊，内无真见，而外发狂言，破裂当世之规矩准绳也。倘有有志之人，旁闻不甘，遂深究《本经》，偏攻诸性，融化世间文句，提其精微而印正之，示一草一木，宛然若指诸掌，不是空言，实实见之行事，以济疲癃

---

① 禹航：底本与校本均作"禹航"，据《半偈》"泽泻"条引卢复序改。

② 挹：通"抑"，摁住，按住。《易义古象通》卷六："开弓谓之引，高则挹之，下则张之。"《后汉书》卷一百一十《杜笃传》："物罔挹而不损，道无隆而不移，阳盛则运，阴满则亏。"

夭札，可开天下后世人眼目。此真吾师也，敢不可①拜下风。脱或未然，还须珍重。

万历己未浴佛日钱塘卢复记于芷园忏室

芷园臆草题药
———
二

---

① 可：疑为"甘"之误。

目　录

决明①　叶昼开夜合，两两相贴。其叶夜不合者江芒②
也。人之眼目夜合，故治眼疾而因名决明。味咸走血，气
寒对治热，故治青盲、肤、膜、泪出③之因热伤血分者④。
倘系气分及风寒而致目中诸症，非其宜矣。

地黄　别名地髓⑤，又名芐⑥，又名芑⑦。苗不能高，
生意在根，故根蔓延易生。色黄味甘，质⑧沉重多汁，而
气寒。以其从下、从己、从地及色味形质当入脾胃，为肝
之肾药，以名髓，多汁而寒也。若熟之则色黑，能入肾填
髓，反为肾之脾药。以填⑨，为土入之象，土为水之用，
神似土堤所以防水也。形如人身血脉，《本经》用逐血
痹。血者，取中焦水谷之汁，变化而赤，以行经隧者。
如中、如汁、如经隧，皆象其形。痹者，闭而不通，随
其血之所不通而为病，如在目则赤，在齿则疼，在肉理

---

① 决明：据《半偈》此即决明子。

② 江芒：《纲目》卷十六"决明"条作"茳芒"，指豆科植物豆茶决明。

③ 青盲、肤、膜、泪出：《本经》卷上："（决明子）主青盲，目淫，肤赤，白膜，眼赤痛，泪出。"

④ 者：《半偈》引本书此后有"相宜"二字。

⑤ 地髓：《广雅·释草》："地髓，地黄也。"

⑥ 芐（hù户）：古代地黄之专名。《经典释文》卷十引《尔雅·释草》云："芐，地黄也。"

⑦ 芑（qǐ岂）：《尔雅·释草》："芑，白苗。"《经典释文》卷十："芑，菜也。"《纲目》卷十六引王旻《山居录》云："地黄嫩苗，摘其旁叶作菜，甚益人。"故"芑"为若干野菜之总称，故《本经》称"地黄"作"芑"。

⑧ 质：《半偈》引本书无此字。

⑨ 以填：《半偈》引本书作："名芐，名芑。味甘色黄而填。"

则痛肿，在心则昏烦，在肺则咳血，壅遏而为身热，枯耗而为燥涩、痿软，泛滥而为吐衄、崩漏，各以类推，血痹颇广。逐者，俾其流通之义，观其入土易生，可思之矣。须发为血脉之余，血痹则黄赤外见，可使之黑者，痹去而血华也。性唯润下，功力到时，必大小便通利为外征。其①《千金方》黑膏用治热积所发之斑。《肘后方》拌鸡蒸汁，用治寒积所成之疝。两种皆②血痹之所生也。中有痹则骨髓不得③满，肌肉不得长，筋脉致④断绝，均谓之伤中。而填满、而生长、而接续，皆克成于血液之流通者也。所云寒热积聚，唯从痹字中生，第加一转⑤耳。盖彼不通所以积聚，若作五积六聚，用地黄以除之，未有不反益其积聚者。设如寒中虚人，在所必忌，否则泥膈滑肠⑥减食矣。

牛膝　根柔润，偏能一直生下，有至三尺者，象人身之足。茎紫节大者为雄，青细者为雌。雄者力胜，其暴⑦节似膝。名牛膝者，凡马常立，马病则卧，牛常卧，牛病则立，立之力在膝，故名牛膝。足太阴经病有强立一条之

---

① 其：《半偈》引本书无此字。

② 两种皆：《半偈》引本书作"咸从"。

③ 得：本句及下句"得"字，《半偈》引本书均无。

④ 致：《半偈》引本书无此字。

⑤ 一转：《半偈》引本书作"一转语。"一转语，佛教术语，指参禅时启发人恍然大悟的一句话。

⑥ 滑肠：《半偈》引本书此下有"中满"二字。

⑦ 暴：日本本作"茎"。

对症药也。若膝之不能立与能屈而不可伸者，恐在所忌矣。以其径直下行，能逐血中之气，原血荣脉中，气卫脉外，各有道路，而不得相混。若血中有气，如寒则能疼，热则能肿，在子宫则能孕能瘕，在膀胱则淋，在喉则痹，在肠则痢，在募原①挟暑则疟，在肠胃外则癥结，在皮肤内则瘾疹、痞瘤之类之当下行者用之，百倍②其功。

菀③　即古郁字，故治郁结。当在五色取色紫味苦者，以治胸中之寒热结气。胸中，肺之部分也。肺中有火，内郁而为咳喘，肺热叶焦，外发而为痿躄④，所以致五脏不安。用其色，以行肺之用；用其气，以散肺之结；用其味，以顺火之性，而助肺之降下。谓肺专主诸气膹⑤郁故也。倘无结气而用之，未免亡走肺之津液矣。色白味辛者，苏恭⑥谓之女菀，主肠中病。《肘后》《千金》治面黑令白方，服十日，大便黑，廿一日面全白。《医录》⑦载

---

①　募原：又称"膜原"。泛指膈膜或肠胃之外的脂膜。《素问·疟论》："由邪气内薄于五脏，横连募原也。"《灵枢·百病始生》："舍于肠胃之外，募原之间，留著于脉。"

②　百倍：牛膝亦名百倍。

③　菀（wǎn 碗）：紫菀。《玉篇·草部》："菀，紫菀，药名。"

④　躄（bì 避）：腿瘸不能行。《玉篇·足部》："躄，跛甚者。"

⑤　膹：通"愤"，郁积。《素问·至真要大论》："诸气膹郁，皆属于肺"。王冰注："膹谓膹满。"又《类经·卷十三》张介宾注："膹，喘急也。"

⑥　苏恭：唐代医学家苏敬，曾主持编修《新修本草》，后世因避讳改其名。

⑦　医录：明代医学家蒋宗武著，已佚。蒋宗武，字季文，江苏武进人，曾任太医院御医、院判、院使，礼部左侍郎等职。

任①女郁久面渐黑，服之竟白。盖面属阳明经脉所荣，肠中有陈郁以致面黑，菀结去则面转白，此亦治肺郁之验。以色以味，其力专入肺之腑分也。乃若惊痫寒热，恐当用青菀；久寒有膀胱支满，恐当用黑菀；饮酒夜食发病，恐当用黄菀。各以其色相从也。其以女名菀，恐亦有雌雄之别，未必竟是白色者矣。紫菀有治女人小便猝不得出，细思此中有郁义，亦可作肺气郁不能降下解之。若识女菀②，用之还精。

萱草　《诗经》作谖③，忘也。花朝开而暮焉，其英花易过，一名忘忧。盖忧岂易忘，谖能使之易也。此《本经》中药养性之说，能移易人性情之谓。其小便赤涩而不易解，亦能使之易出也。

麦门冬　叶坚韧多纵理，色常青，凌冬不凋，根丛生如须，内劲外柔而香，连缀如枣核。贯根上再不肯死，随地即生。以白色可入肺，甘平可入脾，多脉理可入心，凌冬可入肾，长生可入肝。虽入五脏，以心为主，乃心之肾药。顾气象④生成，及命名之义，其功能转春为夏，能使肾通心。第力量不阔大，如有守有义、负静宁谧、和润舒徐之君子也。仓皇之际，似乎愦愦，顾躁进表露者，自然

----

①　任："妊"之古字。《大戴礼·保傅》："周后妃任成王于身。"
②　女菀：《纲目》卷十六《女菀》引苏敬："白菀，即女菀也。疗体与紫菀相同，无紫菀时亦用之。"
③　谖（xuān 宣）：《玉篇·言部》："谖，忘也。"
④　气象：药物的四气五味和药材特征。

不及。其久而不变，诚内劲外柔之气象也。其根如人脉络。《本经》以之治心腹结气，伤中，伤饱，胃络脉绝。其心腹及中央皆心之部分，脉络乃心之所主者。结气则取其象形，而气结则络脉绝，及伤中之绝，伤饱之绝，羸瘦肉理之绝，皆能使之复生。《别录》云：治身重目黄，心下支满，虚劳客热，口干燥渴，呕吐烦热，皆结气伤中，伤饱之所生。其强阴益精，消谷保神，安脏美色，皆复脉通心，注经益血之力也。心主血脉，脉溃血溢，脉伤则咳，经水已枯，乳汁不下，脉气欲绝，皆克成效。如水入经而血乃成，若水不能入经为血而致浮肿者，其潜滋之妙非它所能及也。如阴形缓性人，及脾慢中寒有湿者不相宜。

款冬花 不顾冰雪，先春开敷，得肾之体，先肝之用①，出肺之邪气，非肺之专药也。其所以治咳喘喉痹者，盖使肺病有出路，从肾顺流而去也。大概咳必因寒，寒为冬气而肺受为逆。款花不唯使其逆气而得顺时之序，犹能化寒冽且为先春之荣矣。此物也，唯堪理气化之逆。如脉伤之咳，大非其类。倘惊痫从胎受寒热在肾脏者，亦颇相宜。《别录》下有“喘息呼吸”四字连用，要人善形容其病状耳，读者识之。

---

① 得肾……之用：肾，冬也；肝，春也。言款冬秉冬气而生，春令未至之前开花。

葵① 叶倾，日不使照，其根有多种，花有五色，皆以秋下种子有冬茂者，谓之冬葵，犹芥之有冬芥、春芥也。但其花略早开，性都寒滑，为百菜主，脾之菜，肾之的药也。以其从葵从冬，皆属于肾。其子诚多生气，微炒烨炸②，散着湿地，遍踏之，朝种暮出，远不过宿。生如此易，用治胎产，自然入神。能助精益水，大为水之出路，非不返顾其根源者。能利窍滑肠，察其通关格之专脏，而止消中之多溺，可想见矣。若病属入脏而发者，如淋，如带，如痘疹，如死胎，如丹石毒，如消渴，如痈疽没头，如肠胃中痛，如肉锥怪症③，皆有奇征。第有风疾宿饮，天行病后，曾被犬伤者忌之。世人但知其能发宿病，不知其不许人有久藏之患害，而为他日卒死之忠芘④也。

地肤子 一干数十枝，攒簇直上，其子繁多，星之精也。气味苦寒，得太阳寒水气化。太阳之气上及九天，下彻九泉，外弥肤腠。故地肤之功，上治头而聪耳明目，下入膀胱而利水去疝，外去皮肤热气，而令润泽。服之病去，必小水通长为外征也。

瞿麦 即剪秋罗、洛阳花。又其种类花，最可观。能

---

① 葵：《本经》作"冬葵子"，《半偈》作"葵子"。
② 烨炸（bìzhà 毕炸）：象声词，葵壳崩裂声。
③ 肉锥怪症：《纲目》卷十六《葵》"附方"引夏子益《奇疾方》："肉锥怪疾，有人手足甲忽长，倒生肉刺，如锥痛不可忍者，但食葵菜即愈。"
④ 忠芘：诸本同。《半偈》引本书作"虞"。当是。

入太阳血分，通关格癥结，出刺决痈，去翳破胎，如开通衢路者。然服之亦能令人清癯消瘦，此知好色之当远。药且若此，而况人乎。

王不留行 即金盏银台花也。命名之义亦奇，如曰吾身有王，所以主吾身之气血，及主气血之留行。得气血之留，王不留，则留者行矣；气血之行，王不行，则行者留矣。顾治血出不止者，不①与难产无乳者，反乎两可用②，此其义自见。

车前 好生道路旁及马牛足迹中。古人以敝车作薪，谓之劳薪。道路之土，得不谓之劳土乎。以劳土所生之物，喜通行而好动作者，用治湿土之气，致伤水之运，用以致气癃而水道停止者，莫不精良。劳土原不自安，则湿无凝滞，湿行而水自无恙，斯癃淋通矣。一云：雷之精，服之形化③。雷，震木也。前阴亦属肝木，疏泄二便，须气化以出，形化反不易之乎。且车行而前，孰不开让，则疏通之义明矣。今之无子者，子路不疏通也，其间必有隐曲，车前开道，病去而路通矣。妇人乐有子，薄言采之④，良有以也。

---

① 不：诸本同，《半偈》引本书无此字。据《本经》："（王不留行）主金疮，止血逐痛。"《别录》："止心烦鼻衄……妇人难产。""不"字当衍。

② 反乎两可用：诸本同，《半偈》引本书作"两可用此"。

③ 形化：《半偈》引本书作"神化"。《太平御览》卷九百九十八引《神仙服食经》曰："车前实雷之精也，服之形化。"

④ 薄言采之：薄言，语气助词，有劝勉之意。《诗·国风·周南·芣苢》："采采芣苢，薄言采之。"

鳢肠　又名旱莲草。茎最柔，断即有汁，须臾如墨。能止血，可涂眉发，生速而繁；点鼻中，添脑①定头疼。其色力能入肾而益阴精也。尝见促织斗久恐其齿伤，用此喂之则强，因之以治人用力大嚼齿疼者颇捷。

连翘　有大翘、小翘②二种。大者独茎赤色，高三四尺，稍头结实，小坚外完，劈中易解，似两翘合笼时也。气甚芬芳，其实才干，振之即落，如不着蒂者然。治鼠瘘、痈肿、疮瘤③，咸从结气所生，取其象形易落，而能自散也。《纲目》以为状似人心，故入心，痛痒疮疡，皆属心火主之。东垣谓十二经疮药中不可无，亦取心义。取义属心，何必似人心！且心不两瓣。顾独茎赤色，及结实在上，自然属心矣。又云：散血结气聚④，此以结治结，但当用上声之散，不当用去声之散，散则自散而省力，散则分散而属有为矣。第可施于上中二部，而下部实非其性也。

---

① 添脑：填补脑髓，《玉篇·水部》："添，益也。"《纲目》卷十六《醴肠》"主治"引萧炳云："膏点鼻中，添脑。"又于"附方"引《圣济总录》："偏正头痛，鳢肠草汁滴鼻中。"

② 小翘：《纲目》卷十六《连翘》"释名"："时珍曰：旱莲乃小翘，人以为鳢肠者，故同名。"《半偈》"连翘"条："小翘……乃旱莲。"

③ 治鼠瘘痈肿疮瘤：《本经》下品："连翘，主治寒热、鼠瘘、瘰疬、痈肿、恶疮、瘿瘤、结热、蛊毒。"

④ 散血结气聚：《纲目》卷十六引李东垣曰："散诸经血结气聚，消肿。"

蓝① 有六种②，功力不远于解毒杀虫清热。刈③其叶浸水搅之而为靛④。搅靛之浮沫，干之而为青黛，治又颇相近也。蓝之实久服头不白，春气在头，用其色以助春气之生，自然益头并及发也。青则入肝，而肝主色，病变于色者极为允当，如疸、如丹、如斑、如血、如五色痢、如目赤目黄、如五脏之热先见颜于颊者之类，可巽入乎肝，克制乎脾，为平热之轻剂也。观斑蜘蛛、应声虫、噎膈虫三案⑤，亦奇异矣。每见种蓝人，日日扫虫，不扫即尽蚀之，此生虫之物，反杀虫者何？正巽以入之⑥之义耳。盖人饮食之随气机变化，如大火聚，投之自无

---

① 蓝：蓝实，《本经》上品。

② 六种：《纲目》卷十六《蓝》条及《半偈》"蓝实"均作"五种"。即蓼蓝、菘蓝、马蓝、吴蓝、木蓝。《半偈》于五种之外，又别举一种甘蓝，言其"可作蔬食"。考吴蓝即吴地所产之木蓝，故《纲目》及《半偈》所言之蓝共蓼蓝、菘蓝、马蓝、木蓝四种。

③ 刈（yì义）：割。《说文·丿部》："刈，芟草也。"《玉篇·刀部》："刈，获也，取也。"

④ 靛：靛青，亦称靛蓝。《天工开物·彰施第三》曰："凡蓝五种，皆可为靛。"《纲目》卷十六《蓝》条"集解"曰："木蓝……与诸蓝不同，而作靛则一也。"

⑤ 斑……三案："斑蜘蛛"案见《纲目》卷十六《蓝》条《吴蓝》下"发明"项；"应声虫"案见《吴蓝》下"附方"；"噎膈虫"案见《蓝淀》条下"发明"项。

⑥ 巽以入之：顺势而入。《陆氏易解·姤》："巽，入也。"《伊川易传》卷四："巽，入也，顺从之义，以木从火为然之象。"《童溪易传》卷十："巽以入之，从容辅导以驯诱之，渐反其恶以于善，使其势不激而力无劳焉，则无矫拂伤恩之害。"

嚌①类。蓝入胃，是虫之食也，则虫自翕②聚，蓝随气机变化，而虫亦随之，一入气机，便无回避。慎哉顺境之好，当着眼也。

蓼③　性高扬，故字从翏④。有七种⑤，皆以子生，唯香蓼宿根再发。《礼记》烹鸡豚鱼鳖皆实蓼于腹，并和羹脍。后世唯作酒曲用之。久实令人寒热，损髓减气少精。《本经》主治明目，温中，下水。⑥能入腰脚，治冬月足冷气痛，鼻舌如吃芥辣时也。然其性直下湿所，以入肾主骨至足。辛而气扬，肝之用药也。能从肾走肝，由骨髓中透出，发冬藏之密，为甲胆之运用者。再推胃冷不能饮食，耳目不聪明，四肢有水气，欲须甲乙合化，必不可少也。二月木旺，食之助长，反能伤胃，盖物得之而爽口，疾得之而快心，用不恰好，则害随之。睹少精减气之由来，即明目温中之大过也。顾彼能深入骨髓，透彻到底，不无益人。宛如豪纵之流，当机自然爽快，而元气不免乎暗

①　嚌（jiāo 焦）：活着的生物。《尚书全解》卷三十二："夫以人之不服已，而以计覆之，使无嚌类，以绝后患，此固暴虐不仁如项羽者之所忍为。"

②　翕（xī 悉）：聚集。《方言》卷三："翕，聚也。"

③　蓼：《纲目》亦作"藜"，尚志钧《神农本草经集注》作"蓼实"。

④　翏：《说文·羽部》："翏，高飞也。"《六书故》卷六十九《动物三》："翏……众羽飞声也。"

⑤　七种：《纲目》卷十六《蓼》"集解"引韩保升曰："蓼类甚多。有青蓼、香蓼、水蓼、马蓼、紫蓼、赤蓼、木蓼七种……诸蓼并冬死，惟香蓼宿根重生，可为生菜。"

⑥　主治……下水：《本经》作："主明目，温中，耐风寒，下水气，面目浮肿，痈疡。"

消矣。

刺蒺藜① 实成于秋，而外刺坚强，得金之坚固气，为肝之用药明矣。然肝虽有藏血之体，而血非可留之物。留则不虚，虚而血恶，斯致疾矣。蒺，疾也，藜，利也。其性宣行快便，故治积聚乳难之证。沙苑疾藜②茎有密刺，结实成荚，嚼之作新茶香，不无分别。取象补肾，功力不相近也。

谷精草 乃谷之余气，春生谷田中，九月茎头开小白花，点点如星。味且辛，得阳明燥金气化，体轻气浮，可平肝木之上如③头目之疾，平和善良之轻剂也。然生于谷，大能益人。

海金沙 茎细如线而坚强，生于叶之皱纹中，气结成砂，故能行气结成之沙石有形者，通利小肠，亦气化则出义也。

商陆 味辛，取白色者，用金之属，阴之稚也。与鬼合德，故名夜呼。如人则日呼，鬼夜呼也。用为引导，杀鬼精物。仙家作脯④，所以涂⑤三尸⑥。性降利，善治水

---

① 刺蒺藜：《纲目》引《本经》上品作"蒺藜"，尚志钧《集注》作"蒺梨子"。

② 沙苑蒺藜：《半偈》引本书作"沙苑者"。沙苑蒺藜又名白蒺藜。

③ 如：于，至。《左传·文公八年》："公孙敖如京师，不至而复。"《资治通鉴》卷一百四十《齐纪六》："癸丑，魏主如小沛；己未，如瑕丘；庚申，如鲁城。"

④ 脯：脱水的瓜果。

⑤ 涂：日本本作"治"，义胜。考道家作"除三尸""斩三尸""治三尸"，而无"涂三尸"之说，"涂"或为"除"之字误。

⑥ 三尸：道教术语，指存在于人体内，专门使人作恶的三尸神。中医学之"三尸"，泛指各种人体寄生虫。

肿。水泛滥，必道路迷失，水去则陆见，即《易·夬》之
苋陆也。

狼毒 疗腹心病，性颇狼戾，服之水能狼狈，大①毒
可知矣。勇比北宫黝②，睢眦杀人不斩③眼者。然狼之肠
直，粪作烽火，烟冲直上，风大不斜。肠胃有委折始病，
曲者直之，故借狼以名焉。瞑眩剂也。

大戟 春生红牙，花似杏花，根亦紫色，味苦，皆属
心。故夏病在五脏而令不能大④者宜之。大殷心火之有疾
尝受水寒之侮害，此能发汗以通大其心，利二便以逐水寒
之制。力能戟人咽喉，损人真气，如驭恶人，平治天下，
非圣者其孰能之。

真珠⑤ 川泽藏珠而色媚，子女饰珠而姿妍，皆宜于
灯月之下。其所称夜光者，珠之德乎。中秋有月，则蚌孕
珠，是至阴精华所成。余意老妇不成孕者，合服之于秋，
宜常乘月色，必成孕育。古方有以治产难，盖取其从胎生
而流利，因以及胎毒之痘疮。有以治盲昧⑥，盖取其光明
而象形，因以及眼中之翳障。李怀伊先生有不夜膏方治目
疾，内用珠子，谓之海不夜，古镜取月华谓之天不夜，晒

---

① 大：底本作"人"，形近致误，据校本及《纲目》所载本药气味改。
② 北宫黝：典出《孟子·公孙丑上》。北宫黝，春秋战国时的勇士。
③ 斩：通"眨"。眼睛一睁一闭。
④ 大：张大。《半偈》引卢复云："大戟张大夏令，为门为卫，则邪去
有路，自外自中而汗而下矣。"
⑤ 真珠：原无，据《半偈》及文义、文例补。
⑥ 昧（mèi 妹）：视物不清。《说文·目部》："昧，目不明也。"

人乳粉淘夜明砂，谓之人虫不夜，四味合成可服可点，真妙义神异方也。

柏[①]　万木皆向阳而柏独西指，故字从白，西方也。性不偏物，于木能顺受金气，以之为己用者。岁寒不凋，贞德也；俯就制伏，顺德也。故能成其坚而可久。性虽专于坚固，常是生机，天地肃杀所不能移。实、叶与枝，用有精粗之别。实则气全，内含章美[②]，故专入五脏；叶如人身脉络，则凡脉不坚固而溃，营血不摄，溢而为崩衄，合坚其脉者宜之；枝则气倍于叶而入肢节；干则气烈于枝而治全身矣。《圣惠》以实治惊痫症，大便青白色者，盖肝木受制，怒而乘其所胜，故青白之色见于便，惊从脏发，故当用实。有以叶治忧恚呕血者，忧而恚，政金之情胜木之情，所致呕伤血脉，则叶为恰好矣。

黄柏　木高数丈，其叶经冬不凋，皮之味极苦而性寒，根结实如茯苓状。凡木之干，必以根为命本。黄柏之根结可深思矣。据气味与象，乃太阳寒水气化所生。太阳之气最高，而柏根坚结，木气专走皮，苦味专走骨。故黄

―――――――

① 柏：原无。《本经》《纲目》作"柏实"。《半偈》作"柏实""柏干""柏叶"。然考文义涉柏之实叶枝干，又本书前"地黄""菀""蓝"诸条亦为统言，故当作"柏"，据补。

② 章：美丽的花纹。《玉篇·音部》："章，彩也。"

芷园臆草题药

一三

柏能自顶至踵①，沦肤彻髓②，因热之结聚而发生种种病者，象形对待而治之。其热结于骨而为骨蒸，结于肝而目病，结于脾而口疮，结于膀胱而小水不通，结于阳明之上而衄，结于阳明之下而痿，结于血脉而疮生于外，结于胃而疽，结于脏而消，结于肠而痔、而痢，结于胞而漏、而崩、而阴蚀，莫不以结，莫不以热为根本也。此皆前人已发之旨，若外此而想见其结之之义，真不可思议也。

厚朴 苦温色紫，得心之气化，从胃走皮毛者。所谓上焦开发，宣五谷味，熏肤、充身、泽毛者之谓欤。故治风寒一日在皮，二日在肤，三日在肌，半不表里证，及气血痹而肌肉死，风火郁而三虫生。此物鼓吾身生气，假赤烈从外之气以出，则外入者莫不外出，郁痹者当自内通矣。厚如地，指胃气也；朴在外，谓走皮也。是脾胃之心药也，明矣。则凡为胀满，为呕恶，为痰涎，为烦，为痛，为酸水，为肠鸣虚吼，为膨膨喘咳，属此路不通者宜之。倘另有所因，还须别选。陈藏器云：浮烂罗勒③生康国④，皮似厚朴，主一切风气，开胃，补心。此真厚朴也。

芷园臆草题药

一四

① 踵：足趾。《广韵·肿韵》："踵，趾也。"
② 沦肤彻髓：又作"浃髓沦肤""沦肤浃髓""沦肌浃髓"。沦，陷入，渗入。《淮南子·原道训》："不浸于肌肤，不浃于骨髓。"《仁斋直指》卷三《中湿论》："大抵湿之为病，易至沈深，渐润之余，沦肌浃髓。"
③ 浮烂罗勒：指罗勒，又名零陵香、兰香，为唇形科罗勒属草本植物，全草入药，亦可作为调味品使用。
④ 康国：唐代时我国西北部少数民族附属国国名，西汉时称为康居。

开胃补心之语，实本经旨，未可以异物视之，以胃气开处正是心气，补其不逮，乃从胃治故云。

杜仲 从土，从中，其色褐，为土克水象，当为肾之用药。腰本肾之府，湿土之为害，必侵肾水而腰[1]先受之。据名据色，可以治之。若象形，能使筋骨相着，又一义也。

椿樗[2] 椿类有樗，椿香而樗臭。椿端直而上，木心赤色。樗质散，而庄生所云不才寿[3]者也。二物同种，皆重在臭性。能上能散，肝心药也。有春雯之义，更新而陈去，故治传尸鬼注，虫䘌，内有陈积，发而为痢，浊、带、遗、下脱者。人知其能止，而不知其所以止。其在用臭之能上能散，如火之气象也。多食其芽则熏脏昏神如醉，可例以见。

梓楸[4] 同种，刹利[5]姓也。得金之坚，故从辛从秋，

一五

---

① 腰：诸本原同作"脾"。《半偈》引本书作"腰"，前文"腰本肾之府"与"侵肾水而腰先受之"于理相合。若作"脾先受之"则与前文"土之为害"义理不洽。故据《半偈》引文与文义改。

② 椿樗：诸本原无此二字。《半偈》作"椿樗"，与本文所论合，据补。

③ 不才寿：于人无用而获长寿。《庄子·山木》："此木以不才得终其天年。"

④ 梓楸：《本经》作"梓"；《纲目》别立"梓""楸"二目，但又云楸乃"梓之赤者也"。《半偈》作"梓白皮"。《说文·木部》："梓，楸也。"

⑤ 刹利：日本本作"利利"。"刹利"即"刹帝利"的略称，古印度四种姓之一，其阶级地位仅次于婆罗门。佛教《长阿含经》载"过去七佛"之一"毗婆尸佛"的种姓即为刹帝利，成佛于婆娑罗树下。《杂阿含经白话译解》认为婆娑罗树与楸树相类。

有用之良材也。如作琴，桐天梓地①则音皆朝底，声发有根。倘欲木气有归，鬼神不弛，血有所藏，施此必诣其妙。即凡庸木为灾，肝邪作横，真主②一见，恐必潜消归向，此屋有梓，余材不震义也。辛为五味之一，秋为四气之一，味属阴而气阳也，白属阴而赤阳也。脏腑属阴而形骸阳也。梓理白而楸赤，当牝梓而牡楸。内治用梓而外治当楸明矣。

桐叶 知时，望夏③生，夏去落，当为心药。《灵枢》云：时间时甚者，病在心。心主时，于义颇相合。生彼朝阳，爱代琴瑟，声音自木而出，若人角徵之音④不条达者合以之。

楝实⑤ 蛟龙畏楝，特性之相制真不可知。其治蛔虫，消渴虫、腹中长虫、诸疮之虫及蜈蚣与蜂之伤，并辟蚤虱。盖蛟龙，虫之长也。蛟龙且畏，而况于虫乎。

槐叶 有名守宫⑥，昼合夜开，是得气于阴。槐字从鬼，鬼为阴之灵。冬钻其火，冬亦⑦时之阴，故入五内，

---

① 桐天梓地：指古人制琴时以梓木制作琴底，泡桐木制作琴身的工艺。

② 真主：《纲目》卷三十五《梓》"释名"引陆佃《埤雅》云："梓为百木长，故呼梓为木王。"故曰梓为木之"真主"。

③ 望夏：即望夏节，农历六月初六。

④ 角徵之音：角为牙音，徵为舌音，此指心火上炎，舌齿不利，发音模糊。

⑤ 楝实：诸本均无此字。《本经》下品、《半偈》作"楝实"，《纲目》卷三十五作"楝"，今据《本经》《半偈》补。

⑥ 守宫：即守宫槐，槐树的一种。

⑦ 亦：底本作"六"，形近致误，据日本本及前后文义改。

入血分，入隐辟之地。有取北面不见日枝，及三更仰卧咀嚼药者，真得其窍也。若凡气得出而不得入，阴能阖而不能开者，舍此无由矣。

秦皮　水浸即青碧，当取色用。青能入肝，风邪为病则先见于色。当为肝之风药，治目乃其一端也。

皂荚　喜铁，得铁即有所生，铁器遇之而坏，有吸铁精华之能。然皂为北方之色，铁为五金①水味，辛且咸，子母相生，默相感召如此。如肺有寒邪，黑痰胶固不可拔，而为喘咳膺胸咽喉之病者宜之。凡嚏则肺气通于鼻，皂荚一嗅，嚏即随之，若磁石之吸铁。然其亦肺邪之出路耶。

诃黎勒　宜用极大者有力，六路②者方真。佛书摩诃③此云大高仙芝，得三寸者佩，即去疾，可证当用大者矣。化鱼涎成水，治津液成痰之验也。痰与宿病去，必然下利流水，长者所云奚疑。

杨柳　与阳俱生，望春即萃，凝烟舞风，青蔼条畅，絮飞到处，靡不化机一片，春生之意岂寻常比。施于肝木

①　五金：指金、银、铜、铅、铁五种金属。《汉书·食货志上》："金、刀、龟、贝。"颜师古注曰："金谓五色之金也。黄者曰金，白者曰银，赤者曰铜，青者曰铅，黑者曰铁。"

②　六路：《纲目》卷三十五《诃黎勒》"集解"引萧炳曰："六路，即六棱也。"

③　摩诃：佛学术语，即大智慧。

不及，春令委和，丰采莫杨①，神情于邑②者，必有奇效。第其发露太罕，柔脆易雕，内槁外荣，斯为品下。魏直③赞水杨汤云：黄钟一动而蛰虫启户，东风一吹而坚冰腹解。似得之矣。

柽柳④　大椿⑤以八千岁为春，八千岁为秋，而冥灵⑥以五百岁为春，五百岁为秋，而柽以三十日为春，三十日为秋。此大年小年⑦之别也。柽一岁三开花，一日三眠起⑧。自成一家，不与四时之生长收藏相流行，超五行而纯二气⑨，无杀机而唯生机者也。且雨以阴阳气和而作，先知之应，从可知矣。第气魄甚小，未可以大道载。惜哉

---

①　杨：通"扬"。《诗·小雅·菁菁者莪》"泛泛杨舟载沉载浮。"

②　于邑："邑"通"悒"，于悒指忧闷愤怒，情志不畅。《楚辞章句》卷四："气于邑而不可止。"注曰："气逆愤懑，结不下也。"《资治通鉴》卷六十七《汉献帝建安十九年》："鲁将杨昂等数害其能，超内怀于邑。"

③　魏直：明代儿科医学家，字廷豹，号桂岩，明嘉靖间浙江萧山人，治痘疹独具心得，著《博爱心鉴》二卷。

④　柽柳：诸本无，《半偈》《纲目》均作"柽柳"，据补。另柽柳出自《本草图经》。

⑤　大椿：又名橁，为木槿之别名。《庄子·逍遥游》："上古有大椿者，以八千岁为春，以八千岁为秋。"《经典释文》引司马彪曰："椿，一名橁。橁，木槿也。"

⑥　冥灵：古代神话中的树木名。《绎史》卷一百十二："南有冥灵者，以五百岁为春，五百岁为秋。"

⑦　大年小年：指生命周期的长短。语出《庄子·逍遥游》。

⑧　一岁……眠起：《纲目》卷三十五"柽柳"条引《三辅旧事》云："汉武帝苑中有柳，状如人，号曰人柳，一日三起三眠。则柽柳之圣，又不独知雨、负雪而已。今俗称长寿仙人柳。亦曰观音柳，谓观音用此洒水也。"《本草衍义》云："赤柽木又谓之三春柳，以其一年三秀也。"

⑨　超五行而纯二气：言柽柳秉阴阳之和气，不受五行生长化收藏之制约。

柽名，不能尽其量也。《灵枢》阴阳二十五人，外有阴阳五人，此当匹体阴阳和平之人，又当启阴阳自和之汗也。

榆柳[1]　周官司爟氏[2]四时变国火以救时疾，榆柳先百木青，故春取之[3]，其火青，是榆柳咸得春气之先者也。不知柳唯治外，榆专治内。柳重气分阳分，榆重血分阴分，令人多睡，是榆入脏入阴之验也。

芜荑　山榆粉[4]仁也。其臭膻，榆仁、膻皆春生类，服之满腔是春，鼎新[5]之盛，有不革其故者耶。

棕榈　如人脉络，身之脉络，为营气流行之地，溃则作吐衄、崩漏、肠风矣。脉愦失血，尝须识此。世皆烧灰用之，徒以黑为止血，未知不烧之止也，悲夫。

巴豆　得老阳气化，大刚过急，猛峻无前，如乾之上九，亢龙有悔者也。《本经》称其荡练五脏六腑。荡如洗

---

① 榆柳：原无，据文义及文例补。

② 司爟（guàn 贯）氏：周代负责掌管与火有关政令的官职。《周礼注疏·夏官》卷三十："司爟掌行火之政令，四时变国火以救时疾。季春出火，民咸从之；季秋内火，民咸从之。"《论语类考》卷一《燧火》："仲春则以木铎修火禁于国中，为季春将出火也。故郑《铸刑书》：火星未出而出火，后乃有灾。今之所谓寒食者，其原盖出于禁火。"

③ 春取之：《礼经会元》卷四下："春取榆柳之火，夏取枣杏之火，季夏取桑柘之火，秋取柞楢之火，冬取槐檀之火，是有五时变火。"

④ 山榆粉：即山榆，为榆科植物大果榆。《说文·木部》："枌，榆也。"

⑤ 鼎新：更新，革新。鼎，六十四卦之一。《童溪易传》卷二十二《鼎》："鼎也者，致洁以养人之具也，故鼎有新义，凡天下之事所谓日用而日新者，必曰鼎新，以其致洁故也。"

荡，则龆龀①不存；练如练白，则瑕疵尽净。用此忍心，苟非恰好，未免流毒不辜，过伤质素②，全在发纵，指示何如耳。此物入腹如火，斯须暴下，斩关夺门，无往不利。世徒知其能下之急，不知毒热之性。但可对待阴寒太过，已成坚凝闭塞之象，而阳火消沮，竟如死灰不燃者，下顺水性，热助火气，一用两得之矣。若水土金木不及，纵有可下之证，用之则木愈横而胀，土愈陷而废，金愈燥而炎，水愈涸而结矣。或难巴毒凶厉若此，解之以畏即平，何恶人向化之速也。然物极必反，阳老则变③理也。得其性而解之，则用力易。虽然祸患顿除，而疮痍未可遽起，毋持解而忽诸。

桑　为蚕食，则桑是蚕之天也。蚕质作丝，则丝是桑之精也。丝丝缕缕，如人身外之发毛，身内之经络。发毛广之须眉，经络广之肉腠分理。又深之以广之，自如经络是营血流行之地，或经脉损而营血崩溃，或营血去而脉络干涸，从脉生病，咸可以桑。似六书之象形，不独用其所

---

① 龆龀（tiáochèn 条衬）：本义指小儿脱去乳牙，长出恒齿。此引伸作幼儿。《韩诗外传》卷一："男，八月生齿，八岁而龆齿，十六而精化小通；女，七月生齿，七岁而龀齿，十四而精化小通。"

② 质素：本义为事物天生的素朴本色，此指人体正气。《太玄·文》："大文弥朴。"晋·范望注："木故称朴，朴而质素，故似不文也。"

③ 阳老则变：阳老又作老阳，易卦中阳之生数之极为九，极则易变。《紫岩易传》卷十《论九六》："九六之为老阳老阴，何也？变也。九六何以能变？曰：一、三、五合之为九，阳之生数也；二、四合之为六，阴之生数也。九六为阴阳生数之极，是曰老阴老阳……取其阴阳生数之纯而通变也。"

以然也。客有难曰：桑取象形而治脉似矣，如《太平圣惠》之治流涎，《子母秘录》之治重舌，苏颂之治口疮白漫、唇肿，其亦象形乎。答曰：此正象形也。客未知钻燧耶，如所举者皆是脾火所发，与季夏取桑柘之火同一枢纽，而尤通其所以然之妙也。

大黄 称将军。将军者，所以行君之命，而代君以戡定祸乱，而开拓其土地者也。故名大黄，黄土之色，大其功也。心于时为夏。夏，火也，则大为心君之令矣。大黄味大苦，气大寒，虽炎上作苦，而得太阳寒水之化，其性润而又下，似与炎上者反乎。《参同》① 以为五行相克，更为父母。《素问》以为承乃制，制则化生。故予常以五行之体以克为用，则是润下者，其炎上之用乎？故风，心之用，不行而变病，舍同类之苦，巽以入之，不能彰其用矣。盖心主夏，主热火，主神，主血脉，主病在五脏，其部分在心腹，凡肠胃之间，心腹之分，夏气热火之郁，神情血脉之结，有所瘀闭，有所宿留，而为癥瘕积聚之形，而生寒热胀满之症，皆心火之用不行焉。大黄悉主荡涤之，是谓推陈；陈推则心君之令行而土地辟，人民安，生物阜，是谓致新。所云通利水谷，调中化食，安和五脏者之谓乎。或难：大黄之色，土色也。又云开辟其土地，与荡涤肠胃，通利水谷，其功似在脾胃尔，何以为火之行

---

① 参同：即《周易参同契》，东汉炼丹家魏伯阳著。魏伯阳，东汉会稽上虞（今浙江上虞）人，号云牙子。

也。然火有用而灵，正当生土；火无用而息，正当泻土。《本经》又名黄良，是土得其天也。《吴普》又名火参，是心得其所也。请勘古人命名之义理，诸书已得之筌谛①，当自见之。

附子 附乌头生，乌汁晒成射罔，见血封喉。感至毒之气，以为母而形过于母，其为物不常，或种美而苗不秀，或苗秀而根不充，或已酿而腐，或已曝而变。酿时如拳，忽不成握。土人目为药妖，收藏亦不易，久则生硝，而消乃气化之物，而复能化气，无一点阴翳可知矣。唯可对待有形阴寒，故治冰骨冷气，寒酸木僵。人有阳气能动者，可僭②服乎？真有另辟乾坤，直下起元意一段真阳，辛温至毒，功齐火大，力堪再造者斯耶。

半夏③ 月令五月半夏生，盖当夏之半也。夏，大也。夏时气在心，当入心。凡心之部分，气化属半不出入者，及半肿不肿，不能张大者，用此辛毒，散以大之。如半，是其所生之因，而大是其能生之果也。若少阳病用之，谓入半表半里。孕妇忌之，恐其致半产难。治痰亦属半，何也？水谷化津液，不能致精血，半途凝之成痰，非半乎。《本经》所指伤寒，寒伤心之气化也，心胸头汗皆心主之宫城位次，津液不得其所而致病。诸方所云：目不瞑，不

---

① 筌谛："筌"通"诠"。诠谛，解释说明。《经义考》卷二十二："然而易之生著倚数立卦生爻，直诠谛之寄耳。"

② 僭：同"僭"，过，乱。

③ 半夏：诸本均无，据《半偈》及文义补。

芷园臆草题药

二二

出声，卒死不寤，运绝，心下暖，金刃不出，毒未脓，似喘不喘，似呕不呕，似哕不哕，皆以半字解之，颇堪绝倒。

桂 树翘出众木，辛温如火。字从圭，圭者将天子命以通诸侯执之。故桂为诸药之先聘，通使及宣导百药无所畏，如汗从八万四千毛孔中流出，则一身无不到之处，而液入心为汗，则汗为心物，桂能使之出，其种种之法可想矣。

合欢 叶细繁，两两对生，夜来则合。枝甚柔，互相交结，每一风来，辄自分解。植之庭除，能使人不仇。题曰：阳动而开，阴静而合。此至和，此至安也。动而能静，开而必合。此方至和，此方至安也。若动不能开，静不能合，与动不能静，开不能合，斯不和不安矣。合欢昼则阳舒，夜则阴合，静时交结，动不相牵，开合动静，咸得所欲，是得阴阳之正，既安且和，人心如此，何忿不触。若矕①缩之贞，其枝眼睛之类，其叶此形似耳，何足以云。合欢叶夜相合，与百合花夜则香，而名夜合者不同也，与守宫槐叶之昼合夜开者大不同也。然则一以合，一以香，一以开，俱为阴用，顾用者何如耳。噫！

---

① 矕（mǎn 满）：视，看。《集韵》卷二十二："矕，视也。"

附

《医种子》张天麟序

吾浙中，自彦修①先生以理学②名儒究心医理，其所撰著醇正深博，几与吾家长沙君③分辔而驰于垓埏④之内。二百余年以来，士大夫不复留心是道，里巷凡近之士又幸脏腑之无语，费人⑤以糊其口。其所为学，不过隐括⑥歌诀，揣摩形似，受成于《圣惠》《广济》⑦书，如许学士⑧所讥

---

① 彦修：元代医学家朱震亨，字彦修，号丹溪，浙江义乌人，为金元医学四大家之一，倡导滋阴学说，创立丹溪学派，著《局方发挥》《格致余论》等。

② 理学：指盛宋元明清时期的新儒学，又称道学。朱震亨曾在东阳从师许谦学习理学，奠定此后医学研究的方法论基础。

③ 长沙君：东汉医学家张机，字仲景，曾任长沙太守，故后人以"长沙"称之。

④ 垓埏（gāiyán 该言）：指天下各地。垓，兼备八极之地；埏，八方之地。

⑤ 费人：消耗人命。《东坡全集》卷三十五："学书者纸费，学医者人费。"《仁斋直指》卷二十一："律以古方尝试一中，不几费人乎。"

⑥ 隐括：又作"檃括"。抄袭剪裁而成之义。

⑦ 广济：指《广济方》，唐玄宗李隆基撰，已佚。唐·王焘《外台秘要》引此书大量内容，今有辑本行世。

⑧ 许学士：指南宋医学家许叔微（1079—1154），字知可，宋真州（今江苏仪征县）白沙人。曾为翰林学士，著《类证普济本事方》《伤寒百证歌》《伤寒发微论》等。后文义引自《类证普济本事方·卷三·积聚凝滞五噎膈气》。

广络原野，冀获一兽而已。民生其间，以不赀①之躯、莫续之命，举而付之浅劣冥妄②之手，则亦甚乎，其可危而哀也。吾友卢不远氏，早负绝伦之质，长读百家之书，而尤深于医。每慨世之业是道者，不能精求古人之奥旨，取冯生③之众，以尝其咫尺之见，致以愈为剧，以生为死。乃取平日所得力神圣贤哲论医之书，勒为一帙。大率言草木之能毒④，则本烈山氏⑤之《经》⑥；按疾病之内外，则宗秦越人之《难》⑦；致水火之齐⑧，用以通关解结，反之于平，则准之长沙之方与论。汇而名之，曰《芷园医种》。夫扪钥⑨

---

① 不赀：无价，不可估量。赀，估价。《齐民要术·序》："隆又禁改之，所省复不赀。"

② 冥妄：冥，昏昧；妄，随意乱来。

③ 冯（píng 凭）生："冯"通"凭"。贪生。《史记·伯夷列传》："烈士徇名，夸者死权，众庶冯生。"

④ 能（nài 奈）：能，通"耐"，胜，承受。《素问·五常政大论》："能毒者以厚药，不胜毒者以薄药。"《局方发挥》："资禀有厚薄，能毒有可否。"

⑤ 烈山氏：炎帝神农氏。《周易要义》卷一："神农，一曰连山氏，亦曰烈山氏。"《史记》卷一百三十附唐·司马贞补"三皇本纪"："神农本起烈山，故左氏称烈山氏……"

⑥ 经：指成书于东汉时期的药物专著《神农本草经》。

⑦ 难：指《难经》，原题秦越人撰。

⑧ 齐（jì 记）：同"剂"，古今字。

⑨ 扪钥（yuè 越）：比喻只凭片面或局部经验对事物妄加判断。钥，古代管乐器，像笛，三孔或六孔。宋·张栻《南轩易说》卷一《系辞上》："奈何认其言而失之遽者，乃扪钥以为日，而扪盘以为日焉。"

以为日者，浸假①而失其真；坐井而观天者，拘方②而昧其大，故诸家之说兴而经旨蚀，纂类③之学起而志士悲。羽翼之失，或不免而为操戈；割裂之灾，必致伤于全体。口耳为政，讹谬相承，大道之所以日芜，仁人之所为流涕也。今不远开神圣之生面④，揭昏夜之慧灯⑤，俾天下后世之称医者，尽洗其冥行径趋之夙习，晓然依经论之奥旨，以量病剂药，无毫厘千里之误，嘉惠之意，岂其微哉！不远又尝疏言，欲置千金屋，买田其中，延四方有志之士相与商榷是道，而其所为《覆馀》《日记》诸篇，皆能洞契经旨，发前人未发之藏。尝为余治舅氏培竹孝廉及何氏父文学之疾，咸收奇绩。门庭肃洁，有名士之风，而精心内典⑥。凡所悟于医者，皆定后之慧也。不佞不甚知医，而

---

① 浸假：渐渐，逐渐。《论语学案》卷一："圣人一生学问浸假而上，不登颠造极不已。"《刘蕺山集》卷二《冒死陈言书》："其臣之念浸假以至於此。"

② 拘方：局限于陈规。方，古代用于书写短文的木板，此处引申作陈规、成法。《王文成全书》卷三十六《刻阳明先生年谱序》："世儒之循守典常，则为拘方。"

③ 纂类：搜集前人书籍文句，加以分类编辑的著作方式。《宋名臣奏议》卷七十九《上神宗答诏论学校贡举之法》："近岁士人，纂类经史，缀缉时务，谓之策括。"

④ 生面：原貌，原义。《大学翼真》卷一《凡例》："远近高低所见各异，而大学之真面目，几不可识矣。是书之作，欲为大学重开生面也。"《画题跋记》卷一《鲜于枢拜手书》："凛凛忠义之气，如对生面，非石刻所能仿佛也。"

⑤ 慧灯：佛教术语。又称慧炬，指无幽不照的智慧。

⑥ 内典：佛家对佛经的别称。《南史·何风传》："入钟山定林寺，听内典，其业皆通。"《毛诗稽古编》卷七十一："较之删定之原文，不啻内典之遭翻译矣。"

好不远最久，故为叙其刻如此。不远著述方富，有日新造诣未可限量。东南名宿曩①称彦修先生，今则不远矣。

东瓯友弟张天麟题

《医种子》何白序

中古风气②日携③，众庶困于风气中，内滑④七情，外寇六沴⑤。疼札夭昏，日相寻于前。是神圣随顺燮⑥和，制药著书，以怀来者。今试读其遗言，浑噩简奥，玄邃精微。无论曲学⑦之士，即世所称方闻家⑧，穷年不能通其说而言其旨。然而历代以来未尝乏人，若汉之仲景，魏之华佗，晋之叔和，唐之思邈，金之二素⑨之伦，类能上溯真原，深抉道秘，参之以神悟，综之以诠叙，汇通古今，广

---

① 曩（nǎng）：过去。

② 风气：风俗道德。《五经总义类》卷七十一："今世则风气日开，朴陋之礼已去不可复用。"《融堂四书管见》卷姓："风气日变，世降愈下。"

③ 携：分离，有二心。《玉篇·手部》："携，二也。"

④ 滑（gǔ古）：乱。《荀子·强国篇第十六》："君臣上下之间，滑然有离德也。"唐·杨惊注："滑，乱也。"

⑤ 沴（lì立）：六气对人体健康的损害作用。《玉篇·水部》："相伤为之沴。"

⑥ 燮（xiè泄）：谐和，调和。

⑦ 曲学：学问浅陋。曲，不正。《景岳全书》卷四十三《疮疹总论》："要非曲学偏见者，可以窥其堂室。"

⑧ 闻家：通晓之人。

⑨ 二素：指金代医学易水学派创始人张元素和河间学派创始人刘完素。

其未备而推明之，可谓和盘托出矣。近代族医，悉皆暗劣①，几不知《灵兰》②《石版》③《镜经》④诸书为何物。即览之，漫⑤不解，若天之不可阶而升也，辄废而不讲。间掺耳授臆说之方，以人为试，若日入冥行，伥伥⑥莫知所往，则世人不独死于病矣。余少多疾，医者遍尝以寒热消补之剂，纷若射覆⑦。每自指其腹曰：此中已具一部本草，惜无应声虫耳。已深⑧念古人之辨发瘕⑨蛤精⑩之类，顾其人今可得耶。近从友人王明甫孝廉谈卢不远先生术甚神。盖明甫往偕族子孝廉诣公车，还至武林⑪，族子病，

① 暗劣：愚昧无能之人。《资治通鉴》卷七十二："忠能者进，暗劣者退。"

② 灵兰：指《素问·灵兰秘典论》。

③ 石版：古代石刻医籍名。《素问》有《玉版论要》和《玉机真脏论》等篇，均源于石刻文献。

④ 镜经：古医籍名。考以"镜经"命名的医书有二：一为战国时医家扁鹊曾撰《扁鹊镜经》，已佚；一为明·钱雷撰《人镜经附录全书》，论述经络、脏腑、气血津液与疾病在结构、功能和治疗等方面的关系，当是。

⑤ 漫：随便，不认真。宋·真德秀《西山读书记》卷三十一："于春秋圣人行事之实，漫不能晓。"《圣济总录纂要》卷二十二："凡食物诸品莫不有阴阳五行具焉，漫不察其寒温燥湿之性。"

⑥ 伥伥：迷茫不知所措。

⑦ 射覆：猜测器具下覆盖的物件名称的游戏。

⑧ 已深：日本本作"已除"。

⑨ 发瘕：《通志》卷一百八十二："（南朝宋）明帝宫人患腰痛牵心，每至发辄气欲绝。众医以为肉瘕。（徐）文伯曰：此发瘕也。以油投之，即吐，得一物如发，稍引之，长三尺，头已成蛇，能动。遂挂门上，滴尽乃一发而已。病即差。"

⑩ 蛤精：《北齐书》卷三十三徐之才传："有人患脚跟肿痛，诸医莫能识。之才曰：蛤精疾也，由乘船入海垂脚水中。"

⑪ 武林：汉代对杭州的旧称。

谒卢先生诊，视病良已。已而先生谓明甫曰：君有疾见形声间，不治将深。姑少迟之，无遽归也。明甫善酒，素壮悍，始闻而骇，既而曰：卢先生洵①长者，岂以无疾为功者耶！越四日，果大病，眩不知人。先生出奇方，立起之。疏以示时师②，皆不得其解。会两仓头③亦病，先生曰：重者生，轻则死，皆克期如其言。余闻洒然④，每沾沾喜称说卢先生时，问其人谁何人。前岁仲儿归之武林，往造先生，知先生非常人也。先生亦雅知余，寄余近刻《医种子》一函。余流览卒业，窃叹曰：古神圣几绝之纽尚在人间乎！先生渊洽⑤深至，固持世之杰，而托之医者也。客有从旁翻阅之，曰：君亟称卢先生神，先生乌能神？前所论列，皆古人综构⑥，奚必先生哉！余曰：子将谓儒者外六经，而别求所谓道邪。尝有私发管公明⑦遗书

① 洵：实在，的确。《集韵·谆韵》："洵，信也。"《诗·陈风·宛丘》："洵有情兮。"《经典释文》卷六注曰："洵，信也。"

② 时师：俗医，庸医。《景岳全书》卷十一："奈时师不能察，而每以中风毙之耳。"《温疫论》卷上："时师误认怯证，日进参芪，愈壅愈固，不死不休也。"

③ 仓头：亦作"苍头"。由战国时青巾裹头的军人而得名，后专用指奴仆。

④ 洒然：惊喜貌。

⑤ 渊洽：学问广博精深。《魏书》卷五十九刘昶传："昶虽学不渊洽，略览子史。"《齐东野语》卷十一《道学》："朱公尤渊洽精诣。"

⑥ 综构：编造。综，编制；构，创作。

⑦ 管公明：指三国时魏国人管辂。辂，字公明，古代著名术士，后世奉为卜卦观相的祖师，著有《周易通灵诀》《周易通灵要诀》《破躁经》《占箕》。

者，皆世所曾有，唯公明得其奥，神而明之，存乎其人耳。至若《覆馀》《日记》《读药性》诸什，尽出神悟悬解之馀，随手笺疏之札。欲试窥①先生之精，知不书于语言，盖当索之于象外可也。余虽老，尚期他日访先生于明圣湖之上，一饮至人灵气，相与神游八极之表。即不久将拟《希有鸟赋》以自托，不识先生其许我否？

天启甲子立秋日永嘉玉甑山樵何白拜首撰

《医种子》李流芳序

语云通儒乃能通医，又曰医道通仙道。自昔以神仙济世名者，如葛洪、韩康②、陶弘景、孙思邈是已，次如范汪③、阮咸④、皇甫谧、殷仲文⑤之流，又皆以胜情玄解，旁达医理。或决死生于邂近，起危困于刀圭⑥，非所为以儒道者乎。后世东垣、丹溪辈出，始业有精专，顾术弥

---

① 窥：日本本作"阅"。

② 韩康：东汉名医，字伯休，京兆霸陵人，曾于长安卖药，口不二价。《后汉书》有传。

③ 范汪：西晋雍州人，字玄平，曾任中书侍郎、东阳太守、安北将军等职。著《范汪方》，已佚。

④ 阮咸：字仲容，三国至晋时人，曾任西晋始平太守，精通音律，为魏晋"竹林七贤"之一。

⑤ 殷仲文：东晋文学家，陈郡（今河南淮阳）人，曾任尚书、东阳太守。

⑥ 刀圭：古代量取药物的器具。《证类本草》卷一："凡散药有云刀圭者，十分方寸匕之一，准如梧桐子大也。"

工，而意已局，未可语于方之外也。吾友卢不远，山情霞貌，望之如神仙中人。壮岁弃儒而隐于医，活人不啻千计，而居恒块处①一室，焚香读书，淡然自足。所谓经户无人而披帷斯在②者，不远有焉。余尝读其《芷园臆草》，精思妙义，已见一斑。比又辑《医种子》，决③经论方，按正附梓行于世。以为医之为道，种种发生，神明变化，决不出于斯。因有以知不远学问渊源之所自，其所得者深远矣。今之君子，无论上古轩岐及仓公、仲景之书置之不问，即东垣、丹溪以下亦多剿④袭，其浅近者以为心要，互相传习，不循其本，执方试药，杀人如麻。不远此书出，潦倒俗医或视为迂阔⑤无当，若夫好古深识之士未有不秘之枕中、奉为律令者矣。昔人有家富不为人治病者，又有善医而不肯著书者，意在矜慎，而济世之功或缺焉。不远神明此道，不忍独善而推而公之，使万世而下，医家种子相续不断。不远之功，殆可以追媲陶、孙诸人，岂复

---

① 块处：安然不动貌。《文献通考》卷二百七十五《封建考》第十六："今使之块处外郡，朝不坐，宴不预。"《册府元龟》卷二百七十二："盖古之志士……或块处穷约，或遭罹困辱，而能壮图内激，英概外见。"

② 经户……斯在：《古今事文类聚·续编》卷十一"经户披帷"："宋袁粲每过傅昭户辄叹曰：经其户，寂若无人；披其帷，其人斯在。岂非名贤乎。"

③ 决：解释，阐明。《周易注疏》卷二："筮者，决疑之物也。"

④ 剿（chāo 钞）：抄袭或套用他人之说。

⑤ 迂阔：思想行为落后于实际。《大学衍义补》卷六："忠厚近迂阔，老成若迟钝。"

论区区儒者之效哉！

天启甲子夏东吴友人李流芳书

《医种子》卢复后序

夫人之生，根身①为亲。相分②有根身，便有疾疢③，有疾疢便有医药。世云为人子不可不知医，予独云为人不可不知医。顾医之理阐自轩岐，惟《灵枢》《素问》，真医之第一义谛④。从《灵》《素》中次第⑤流出，得真种子⑥者，莫如扁鹊、仓公、仲景。家刻《易简》诸书、经论方按八种，可作生人之护身符券⑦。其间意义，宛如火之始

---

① 根身：佛教术语。根指眼、耳、鼻、舌、身、意，亦称六根。六根组合而成身体。

② 相分：佛教术语。指认识和感知的对象，与"见分"相对。见分指认识主体。

③ 疢：病。《史记正义》卷二十四："民有德而五谷昌，疾疢不作而无祅祥。"《韩非子》卷十九："与人相善也，无饥馑疾疢祸罪之殃。"

④ 第一义谛：佛教术语。指彻底圆满，不可以言语表达的真理。《明儒言行录》卷九："此最易简，最广大，圣门第一义谛也。"

⑤ 次第：佛教术语。规矩，规则。此处指医学的理论和方法。《习学记言》卷三十九："其生成之数。必有次第。"

⑥ 种子：佛教术语。以草木种子具生长变化等作用，比喻阿赖耶识中含藏生长万有的种子。

⑦ 护身符券：本为道教或巫术用语，佛教后亦采用，指经过画符、念咒、开光等仪式的物件。

燃，泉之始达，阿赖耶识①之有种子功能也。以之为种，再受熏习，自能燎原滔天，非爝火②行潦③可比，因名《医种子》。而种子义者，乃阿赖耶识本有相分，所谓根身器界④之因，亲身自果⑤，功能⑥差别，故生人于医，实非疏外事理，其所谓亲生自果者之谓乎？此书虽八，从经生论，从论生方，从方生案，一线穿成，不烦造作，第始有之义，深邃酝藉⑦，一时难入，世之欲速明白者，望见恐生瞌睡矣。不知瞌睡亦自不恶，酣瞑之久，忽然醒来，精神自倍也。管见如此，敢公世人，至其泥止流通，一任住种⑧之受不受也。

庚申秋分前一夕雨中灯下钱塘不远卢复记于芷园怀室

---

① 阿赖耶识：佛教术语。梵语之音译，又作阿罗耶识、阿剌耶识、阿黎耶识、阿梨耶识，简称，赖耶、梨耶，又称无没识、藏识、本识、宅识等，为佛学"八识"之第八识。此识为宇宙万有之本，含藏万有，使之存而不失，因其含藏生长万有之种子，故亦称种子识。

② 爝火（jiào 教）：小火。《庄子·逍遥游》："日月出矣，而爝火不息；其于光也，不亦难乎！"唐·成玄英注："爝火，犹炬火也，亦小火也。"《明文海》卷三百四十一："汝如爝火余烬，尚欲假息以与日月争光耶。"

③ 行潦（lǎo 老）：又作"洿潦"。沟中流水。《诗·召南·采蘋》："于以采藻，于彼行潦。"

④ 器界：佛教术语。指物质世界。

⑤ 果：佛教术语。指过去的业因造成的酬报，又称报。

⑥ 功能：佛教术语。指作用于过去、现在和未来，能产生事物因果变化的功用势力。

⑦ 酝藉：亦作"酝籍"，指内涵深厚。

⑧ 住种：佛教术语。又称本有种子，指先天自有的本性，与"习所成种"对称。

芷园臆草序

癸丑,刻《金錍释文》①竟,刻《覆馀》数则。庚申,刻《医种子》竟,刻《日记》并《读药性题后》数则,皆胸臆中语,何敢窃附古人,顾欲呈似②大方。惟此,觉就正之途稍广耳。因以三种合帙,名《芷园臆草》,赘之集末,惟大方教之。

庚申重阳钱塘卢复记

---

① 金錍(bī逼)释文:指佛学著作《金刚錍论释文》。"金錍"又作"金镵",古代眼外科复明器械,此处比喻使众生破迷开悟的经文。

② 似:奉赠。《字汇·人部》:"似,奉也。"宋·王明清《挥尘录·后录》卷三:"取旧收李像以呈似,面貌冠服无毫发之少。"

总 书 目

I

卫生编

袖珍方

仁术便览

古方汇精

圣济总录

众妙仙方

李氏医鉴

医方丛话

医方约说

医方便览

乾坤生意

悬袖便方

救急易方

程氏释方

集古良方

摄生总论

辨症良方

活人心法（朱权）

卫生家宝方

寿世简便集

医方大成论

医方考绳愆

鸡峰普济方

饲鹤亭集方

临症经验方

思济堂方书

济世碎金方

揣摩有得集

亟斋急应奇方

乾坤生意秘韫

简易普济良方

内外验方秘传

名方类证医书大全

新编南北经验医方大成

临证综合

医级

医悟

丹台玉案

玉机辨症

古今医诗

本草权度

弄丸心法

医林绳墨

医学碎金

医学粹精

医宗备要

医宗宝镜

医宗撮精

医经小学

医垒元戎

医家四要

证治要义

松厓医径

扁鹊心书

素仙简要

慎斋遗书

折肱漫录

丹溪心法附余

IV

叶氏女科证治

妇科秘兰全书

宋氏女科撮要

茅氏女科秘方

节斋公胎产医案

秘传内府经验女科

外科百效全书

外科活人定本

外科秘授著要

疮疡经验全书

外科心法真验指掌

片石居疡科治法辑要

儿　科

婴儿论

幼科折衷

幼科指归

全幼心鉴

保婴全方

保婴撮要

活幼口议

活幼心书

小儿病源方论

幼科医学指南

痘疹活幼心法

新刻幼科百效全书

补要袖珍小儿方论

儿科推拿摘要辨症指南

外　科

大河外科

外科真诠

枕藏外科

外科明隐集

外科集验方

外证医案汇编

伤　科

伤科方书

接骨全书

跌打大全

全身骨图考正

眼　科

目经大成

目科捷径

眼科启明

眼科要旨

眼科阐微

眼科集成

眼科纂要

银海指南

明目神验方

银海精微补

医理折衷目科

证治准绳眼科

鸿飞集论眼科

眼科开光易简秘本

眼科正宗原机启微